TÉCNICAS DE LUCHA LIBRE PARA DESTRUIR A TU ENEMIGO

PELEAS CALLEJERAS EN EL SUELO, JIU JITSU BRASILEÑO Y TÉCNICAS DE PELEA DE ARTES MARCIALES MEZCLADAS

SAM FURY

Ilustrado por
NEIL GERMIO

Traducido por
MINCOR, INC

Copyright SF Nonfiction Books © 2021

www.SFNonfictionBooks.com

Todos los derechos reservados
Ninguna parte de este documento puede reproducirse sin el consentimiento por escrito del autor.

ADVERTENCIAS Y EXENCIONES DE RESPONSABILIDAD

La información de esta publicación se hace pública solo como referencia.

Ni el autor, editor ni ninguna otra persona involucrada en la producción de esta publicación es responsable de la manera en que el lector use la información o el resultado de sus acciones.

ÍNDICE

Introducción	ix
Seguridad	1
Romper Caídas	3
Conserva tu Energía	8
La posición de Suelo	9
Traer Abajo a tu Oponente	10

MONTAJE TRASERO

Escapar del Montaje Trasero	13
Estrangulamiento Desnudo Trasero	14

MONTAJE COMPLETO

Piso y Golpe	19
Voltear a tu Oponente	21
Estrangulamiento de Copacabana	22
Estrangulamiento del Triángulo del Brazo	23
La Barra de Brazo Recto	24
Escape del Montaje Completo	27

POSICIÓN DE GUARDIA

Guillotina	31
Guardia del Triángulo del Brazo desde la Guardia	33
Barra de Brazo Recta desde la Guardia	34
Kamura Desde la Guardia	35
Para Escapar de la Guardia	36

MONTAJE LATERAL

Montaje Lateral a Montaje Completo	41
Kimura Desde el Montaje Lateral	42
Barra de Brazo de Montaje Lateral	43
Escape del Montaje Lateral	44
Escape del Bloqueo de la Cabeza	46

BLOQUEOS DE TOBILLO
Gancho de Talón 49
Bloqueo de Tobillo Recto 50
Agarre del Dedo del Pie 51

Referencias 52

Recomendaciones del Autor 55
Acerca de Sam Fury 57

GRACIAS POR TU COMPRA

Si te gusta este libro, deja una reseña donde lo compraste. Esto ayuda más de lo que la mayoría de la gente piensa.

Para encontrar más SF Nonfiction Books disponibles en español, visita:

www.SFNonFictionbooks.com/Foreign-Language-Books

Gracias de nuevo por tu apoyo,

Sam Fury, autor.

INTRODUCCIÓN

Este libro se enfoca en las técnicas y estrategias básicas de lucha terrestre no-gi que son suficientes para vencer a los luchadores terrestres principiantes o sin experiencia en la calle y en competencia.

Es preferible mantenerse de pie en una pelea callejera, pero muchas veces terminarás en el suelo, por lo que saber cómo pelear en el suelo es una habilidad importante que debes tener.

Algunas de las técnicas de este libro son excelentes para las peleas callejeras, aunque en una competencia serían "ilegales". Si planeas usar esta información para la lucha deportiva, debes determinar qué técnicas puedes y qué no puedes usar dependiendo de su disciplina y reglas de competencia.

SEGURIDAD

Sigue estas pautas de seguridad para aprovechar al máximo el entrenamiento sin sufrir lesiones.

- Usa el equipo adecuado cuando corresponda (tapetes, armas de entrenamiento, equipo de protección, etc.).
- Usa ropa adecuada. No uses joyas.
- Entrena para la realidad, pero usa solamente la fuerza necesaria para obtener el efecto deseado.
- Pon la seguridad antes que el orgullo. «Toca» antes de que lo necesites.
- No entrenes con lesiones.
- Haz que un profesional revise tus lesiones lo antes posible para evitar que empeoren.
- Asegúrate de estar físicamente preparado antes de comenzar a entrenar. Si tienes alguna duda, consulta a tu médico.
- Calentar, enfriar y estirar.

Toque de salida

El toque es algo que puedes hacer cuando te sometes o te rindes, como cuando un candado te duele. Toca a tu oponente al menos dos veces, para que lo sienta. Debe soltarte de inmediato. Si no puedes alcanzar a tu oponente, toca el suelo. Un toque verbal, como "detente", también funciona.

Estrangulamiento

Cuando se aplica correctamente, un estrangulamiento puede causar pérdida del conocimiento en 10 segundos.

Suelta el estrangulamiento tan pronto como tu oponente quede flácido o tan pronto como tu compañero de entrenamiento haga toques. Si aplicas el estrangulamiento por

demasiado tiempo después de que tu oponente esté inconsciente, le causará daño cerebral y, eventualmente, la muerte.

En la mayoría de los casos, tu oponente recuperará el conocimiento en 30 segundos.

ROMPER CAÍDAS

Si te empujan, te tropiezan, te arrojan o te caes, romper la caída disminuirá el impacto.

El rompimiento de caída lateral es el más común, pero también es importante aprender las versiones delantera y trasera.

La técnica para cada uno es diferente, pero hay dos cosas importantes que recordar:

- No bajes la mano. Esta es una reacción natural, pero canalizar el impacto de la caída en un solo punto causará lesiones.
- Protege tu cabeza inclinándola lejos del suelo mientras aterrizas.

Practica romper la caída en un terreno blando pero firme como césped o colchonetas de gimnasia. Hazlo muchas veces, para que se vuelvan instintivos.

Cuando te sientas capaz, entrena para romper caídas en escenarios realistas, como cuando te empujan o te tiran al suelo.

Romper una caída lateral

Desde una posición de pie, da un paso adelante con la pierna derecha y haz una sentadilla con una sola pierna, mientras pasas a la pierna izquierda. Mientras más doblas la pierna, más cerca estarás del suelo antes de aterrizar.

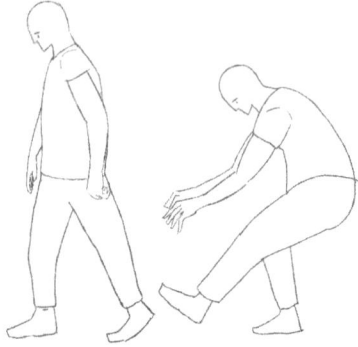

Acércate al suelo lo más que puedas, acerca la barbilla al pecho y colócate sobre el lado izquierdo del torso o espalda. También caerás sobre todo el brazo izquierdo, que debe extenderse en un ángulo de aproximadamente 45 grados desde tu cuerpo, con la palma hacia abajo. Es probable que tus piernas se levanten en el aire.

Exhala cuando golpees el suelo.

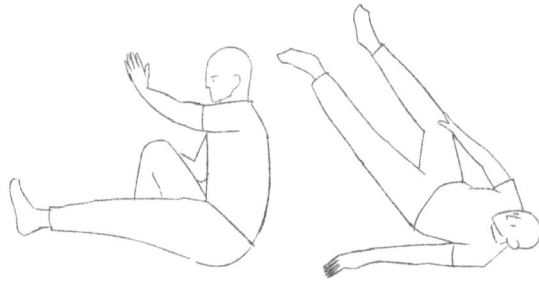

Deja que tus piernas vuelvan al suelo, terminando en una posición cómoda, pero no con las piernas demasiado abiertas o cruzadas.

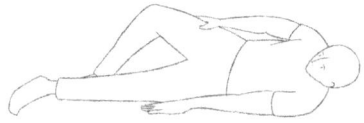

Romper una caída hacia atrás

Ponte en cuclillas lo más bajo que puedas y acerca la barbilla al pecho.

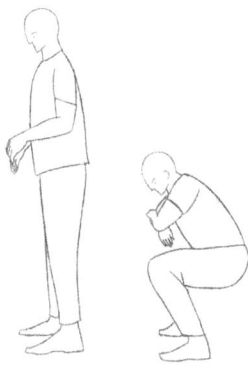

Déjate caer sobre tu espalda y brazos. No ruedes demasiado hacia atrás.

Si detienes la rodadura de repente, esto ejercerá demasiada presión sobre tu cuerpo, pero no quieres que tus piernas se acerquen demasiado a tu cabeza por la misma razón. Para ayudar a controlar esto, gira un poco los pies y mantén las rodillas ligeramente flexionadas.

Tus brazos deben extenderse unos 45 grados.

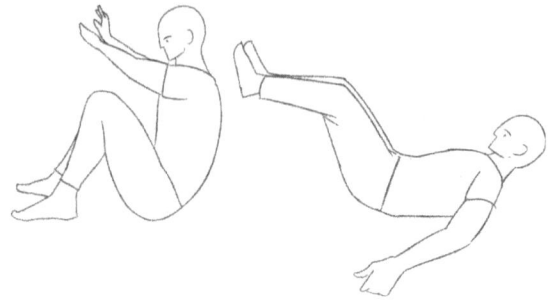

Romper una caída hacia delante

Para romper una caída hacia delante, caes directamente hacia delante y aterrizas sobre tus antebrazos.

Empieza de rodillas para estar cerca del suelo. Coloca tus brazos frente a tu cara en forma de V invertida. A medida que caes hacia el piso, tensa tu núcleo y recibe el impacto en los antebrazos. Trata de no dejar que tu vientre golpee el suelo. Gira tu cara hacia un lado si tienes tiempo (no se muestra en la imagen).

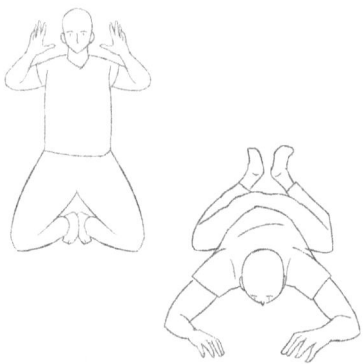

Cuando te sientas con confianza, hazlo desde una posición de pie. Separa las piernas para poder estar más cerca del suelo.

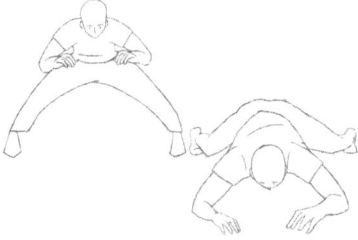

Eventualmente, podrás hacerlo desde una posición completamente de pie.

CONSERVA TU ENERGÍA

Una pelea terrestre puede durar un tiempo, y si se prolonga, el ganador será el que tenga más resistencia. Para mejorar tus posibilidades de ganar:

- Tómate tu tiempo y observa a tu oponente.
- Deja que se desgaste.
- Evita el uso de la fuerza bruta.
- Siente su cuerpo y usa sus movimientos a tu favor.
- Si te encuentras en una posición en la que estás "atado", no desperdicies energía luchando. Primero libera tus piernas y luego los brazos.

LA POSICIÓN DE SUELO

Cuando tu oponente te ponga en el suelo mientras todavía está de pie, adopta la posición del suelo.

Tan pronto golpees el suelo, mueve tus pies para enfrentar a tu atacante. Usa un brazo para defenderte y una pierna para patear a tu oponente si viene hacia ti. Usa tu otra mano y pie para alejarte de él hasta que tengas suficiente distancia para levantarte.

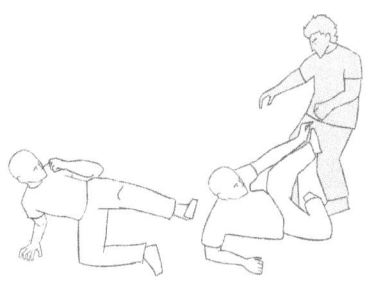

Ponerse pie otra vez

Cuando sea el momento adecuado, mueve los pies hacia atrás. Usa una mano para levantarte del suelo y la otra para proteger tu rostro mientras estás de pie.

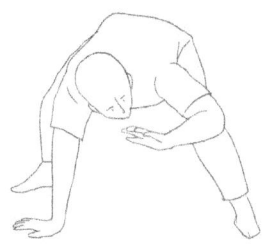

TRAER ABAJO A TU OPONENTE

Cuando tu oponente logre evitar tus patadas (o si quieres tirarlo al suelo), debes agarrar sus piernas. Cuando llegue una patada, o cuando se acerque lo suficiente, agarra su pierna (preferiblemente ambas) y abrázalas con fuerza a la altura de sus rodillas. Inclina todo tu peso en un ángulo diagonal hacia abajo en sus muslos para llevarlo al suelo.

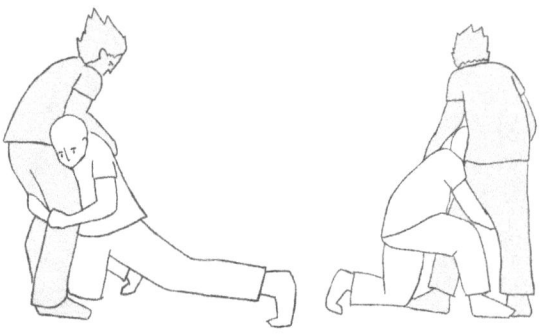

MONTAJE TRASERO

El montaje trasero es la mejor posición para estar durante una pelea en el suelo. En esta posición, tu oponente está boca abajo en el suelo y tú estás encima de él con las piernas enganchadas debajo de sus muslos o sentado sobre su espalda. Desde aquí puedes golpearlo hasta que quede inconsciente.

También puedes hacer un montaje trasero cuando tu oponente está sentado. Envuelve ambas piernas alrededor de él y engancha tus talones en el interior de sus piernas. No cruces los tobillos. Sujétalo firmemente alrededor de su cuello.

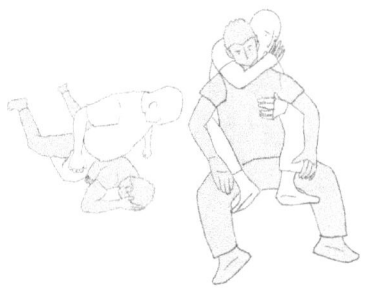

ESCAPAR DEL MONTAJE TRASERO

Cuando estés atrapado en un soporte trasero, agarra inmediatamente el brazo de tu oponente para evitar que aplique (o vuelva a aplicar) el estrangulamiento desnudo trasero (consulta el capítulo siguiente). Colócate de modo que tu oponente esté debajo de ti, es decir, de modo que ambos estén mirando al cielo.

El lado de tu cuerpo donde su brazo no está alrededor de tu cuello es el lado abierto. En este ejemplo, es su lado izquierdo. Pon tu pie en la parte exterior de su pie en el lado abierto. Usa tu brazo para acercar su cabeza a la tuya en el lado abierto de su cabeza.

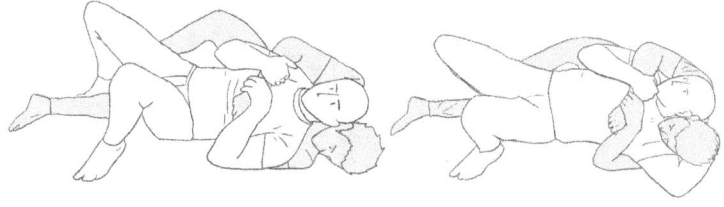

Gira hacia tu lado abierto para escapar del montaje trasero. Ponte de pie o adopta el montaje completo o lateral.

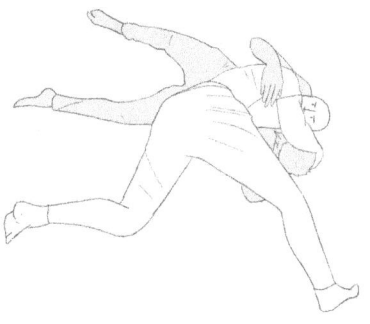

ESTRANGULAMIENTO DESNUDO TRASERO

Desde el montaje trasero, aplica el estrangulamiento desnudo trasero (RNC por sus siglas en inglés) para eliminar a tu oponente.

Coloca la curva de tu codo sobre su tráquea. Si tu brazo izquierdo está alrededor de su cuello, agarra sus bíceps con tu mano izquierda. Pon tu mano derecha detrás de su cabeza y junta los codos.

Si es necesario, oblígalo a exponer su cuello tirando hacia arriba de sus ojos o raspando su antebrazo debajo de su nariz.

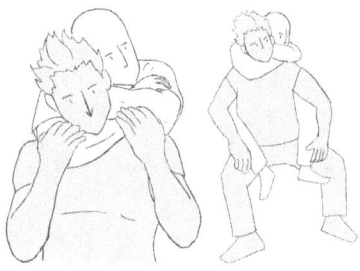

Escapar del RNC

Cuando un RNC está apretado, es casi imposible sacar la cabeza. Debes actuar rápido.

Haz lo que puedas para apoyar la barbilla en el hombro. Por ejemplo, usa tus brazos para sacudir el antebrazo de tu oponente. Esto es para liberar tus vías respiratorias.

En una pelea callejera, ataca sus ojos, ingle y dedos. En competición, ataca su pierna. Esto también puede funcionar en una pelea callejera. Agarra su pie con ambas manos o coloca tu codo en el interior de su pantorrilla y aprieta tu pie contra él. La esperanza es que el dolor haga que te suelte antes de que pierdas el conocimiento.

Si cruza los tobillos, coloca la parte inferior de tu rodilla sobre su pie superior y aplica presión hacia abajo.

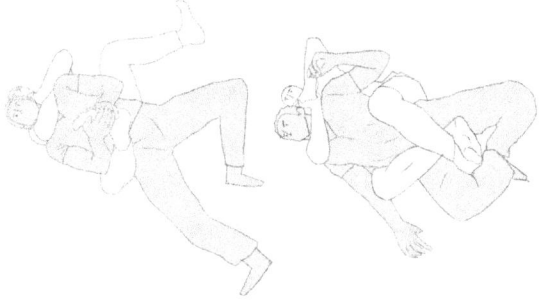

MONTAJE COMPLETO

Cuando no puedas realizar un montaje posterior, realiza un montaje completo. Siéntate en el torso de tu oponente, de modo que estés frente a él. Acerca tus rodillas lo más posible a sus axilas. Si es necesario, limita sus movimientos:

- Aprieta su abdomen con tus muslos,
- Pon tus pies debajo de sus caderas
- Sosteniendo su cabeza

Usa tus brazos, codos y cabeza para estabilizarte.

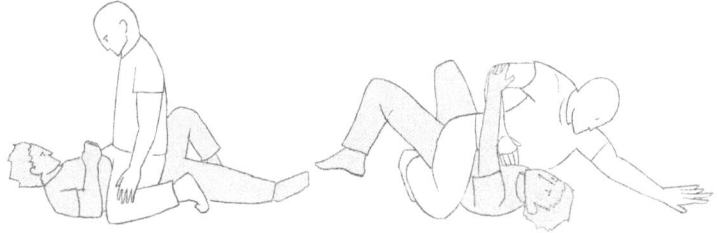

PISO Y GOLPE

Una vez en el montaje completo, puedes golpear continuamente a tu oponente hasta que quede inconsciente.

Ten cuidado de no perder el equilibrio mientras golpeas. Inclina tus codos sobre su cara o cabeza, de modo que, si fallas, no golpees tu codo contra el suelo.

Cuando quieras mantener tu distancia, usa golpes de gancho. Si gira para protegerse, déjalo, y luego adopta el montaje trasero.

Formar un puño

Un puño adecuado te permitirá golpear sin lastimarte.

Extiende tu mano plana, con los dedos juntos y el pulgar hacia arriba.

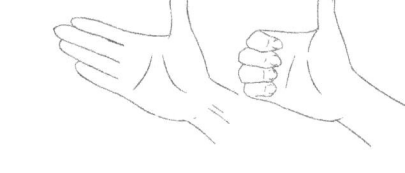

Rueda los dedos hacia la palma y luego lleva el pulgar hacia abajo sobre los dedos.

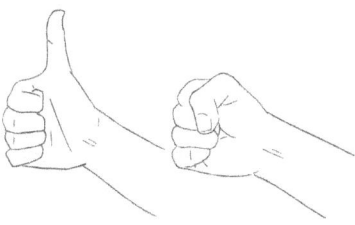

Mantén el puño suelto hasta justo antes de que haga contacto. Debes tener tus músculos relajados para producir velocidad y potencia. Esto es cierto para todos los golpes.

La alineación de tu muñeca es importante en todos los golpes. Inclina la muñeca hacia arriba para alinear el puño con el antebrazo. Si conecta mientras está inclinado, te lesionarás.

Mientras sostengas el puño correctamente, puedes golpear desde cualquier ángulo.

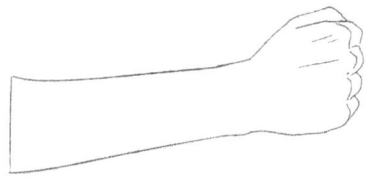

VOLTEAR A TU OPONENTE

Cuando tus golpes no lleguen o no quieras golpear, trata de voltear a tu oponente. Usa ambas manos para empujar uno de sus brazos a lo largo de su cuerpo e inclínate sobre él hacia abajo.

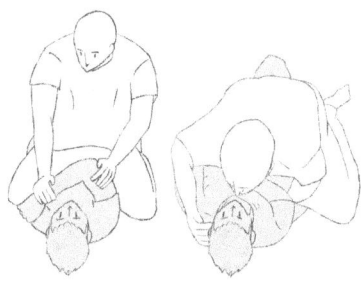

Estira la mano alrededor de su cabeza y agarra la muñeca de la mano capturada. Coloca tu mano libre sobre su codo para mantenerlo en su lugar.

Cambia de posición para que puedas usar tu pecho para obligarlo a girar y adoptar el montaje trasero.

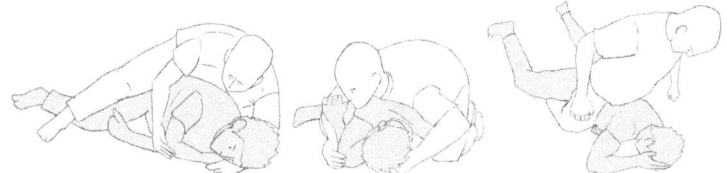

ESTRANGULAMIENTO DE COPACABANA

La otra opción además de golpear o hacer rodar a un oponente es ahogándolo.

Para hacer el estrangulamiento de Copacabana, inclínate hacia adelante para que la mayor parte de tu peso esté sobre él (sin perder el equilibrio). Coloca una mano detrás de su cabeza. Haz una V con la otra mano y colócala sobre su tráquea. Levanta su cabeza mientras conduces tu cuerpo hacia delante. Para conservar energía, es importante que uses tu cuerpo para aplicar la presión, en lugar de tu brazo.

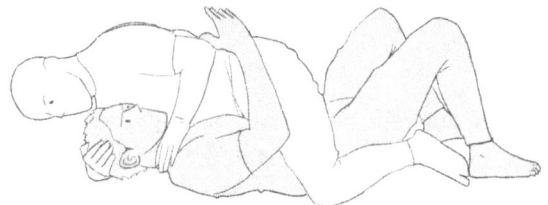

ESTRANGULAMIENTO DEL TRIÁNGULO DEL BRAZO

Para aplicar el estrangulamiento del triángulo del brazo, coloca un brazo detrás o debajo del cuello de tu oponente. Agarra tu muñeca con tu otra mano y tíralo con fuerza, de modo que el lado de tu cabeza apriete su cuello contra la parte superior de tu brazo.

Funciona mejor si su brazo está entre tu cabeza y su cuello, ya que esto reduce más la brecha.

Alternativamente, usa tu hombro y el puño opuesto para apretar sus arterias.

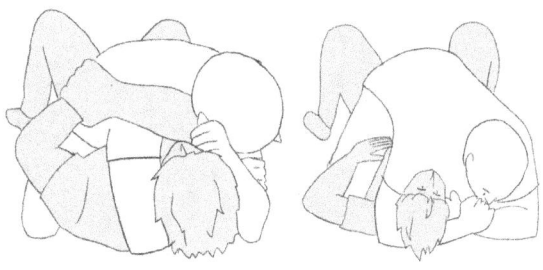

Puedes aplicar este movimiento desde el costado o desde atrás, en el suelo o de pie, aunque el RNC es más efectivo.

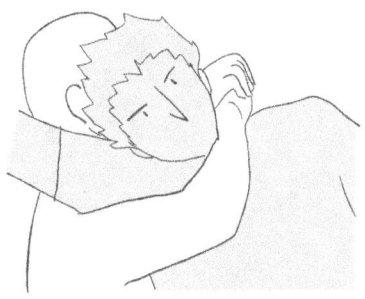

LA BARRA DE BRAZO RECTO

Cuando estás en un montaje completo y tu oponente intenta empujarte, aplica la barra de brazo recto.

Si quieres agarrar su brazo derecho, coloca tu mano derecha sobre su pecho, entre sus brazos. Esto aislará el brazo. Pon tu brazo izquierdo alrededor de la parte exterior de su brazo derecho y colócalo en tu mano derecha.

Apoya tu peso en su pecho, luego balancea tu pie izquierdo alrededor de la parte superior de su cabeza. Siéntate lo más cerca posible de su hombro. No retrocedas todavía. Siéntate y abraza su brazo.

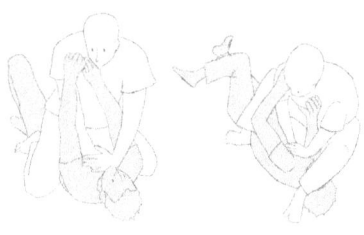

Cruza tus tobillos y aprieta las rodillas para sujetar su brazo. Mientras te recuestas, levanta las manos para agarrar su muñeca. Levanta tus caderas y tira de su brazo hacia atrás.

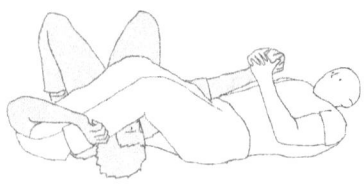

Escape o prevención de la barra de brazo recto

Para evitar la barra de brazo recta, haz todo lo posible para juntar las manos en un agarre de mono. Pon tus dedos contra su rodilla y empújala hacia arriba, sobre y fuera de tu cabeza o cara.

Usa tus piernas para empujar tu cuerpo hacia atrás hasta que tu cabeza tenga su pierna sujeta al suelo. Empuja el suelo con los pies para levantar las caderas del suelo.

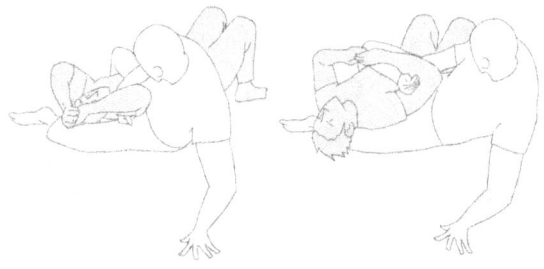

Gira con fuerza hacia tu oponente para terminar en su guardia.

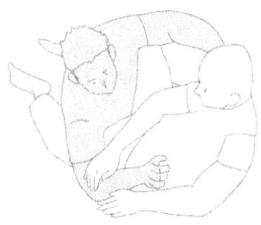

Escape del autoestopista

Cuando no seas lo suficientemente rápido para juntar tus manos, usa el escape del autoestopista.

Mientras se extiende tu brazo, gira el pulgar hacia la cadera más cercana a tu cabeza. Usa tu otra mano para sostener su tobillo en su lugar.

Rueda hacia atrás sobre tu hombro, poniendo tus pies sobre su pie.

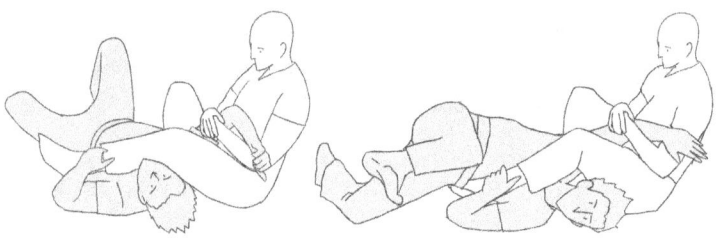

Él puede o no darse la vuelta contigo. De cualquier manera, continúa rodando hasta que estés de rodillas y luego adopta una posición de montaje (trasero, completo o lateral).

Capítulos Relacionados

- Montaje Completo

ESCAPE DEL MONTAJE COMPLETO

En una pelea callejera contra un luchador sin experiencia, una simple gubia de ojo o agarre en la ingle puede ser suficiente para quitártelo de encima.

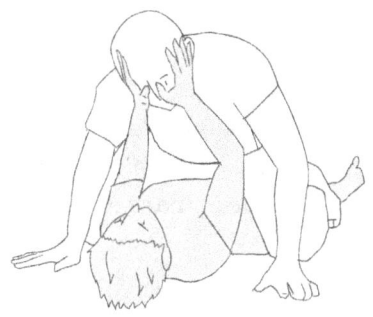

Escape de upa

Cuando la gubia de ojo o el agarre de ingle no sea una opción, intenta escapar.

Engancha uno de tus pies alrededor de la parte exterior del suyo y agarra su brazo del mismo lado. Este es el lado atrapado.

Mueve las caderas para dirigirlo hacia delante y hacia el lado que atrapaste. Esto le hará girar para que estés en guardia.

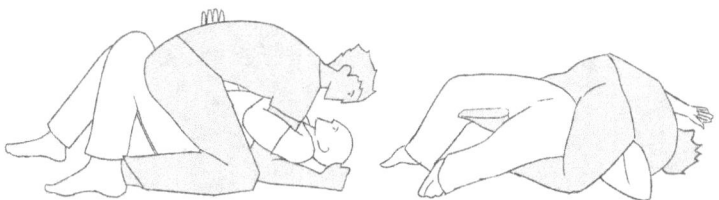

Escape del codo

Cuando el escape de upa no sea posible, usa el escape de codo para ponerlo en tu guardia.

Haz todo lo posible por controlar sus brazos mientras bajas la guardia, para evitar que te golpee.

Gira de lado, con tu pierna apoyada en el suelo. Mantén su pierna en su lugar y lleva tu rodilla a través de la abertura.

Una vez que tu rodilla haya pasado su pierna, coloca tu peso sobre la misma pierna. Gira hacia el otro lado para poder sacar la pierna y envolverla alrededor de su espalda.

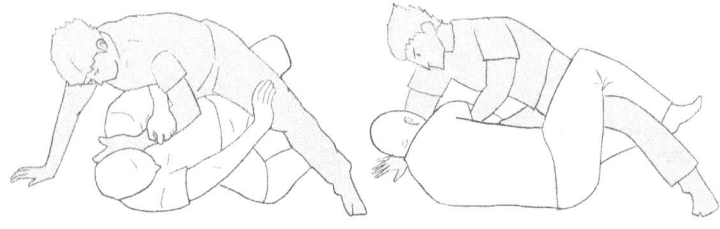

Repite el movimiento del otro lado para ponerlo en tu guardia.

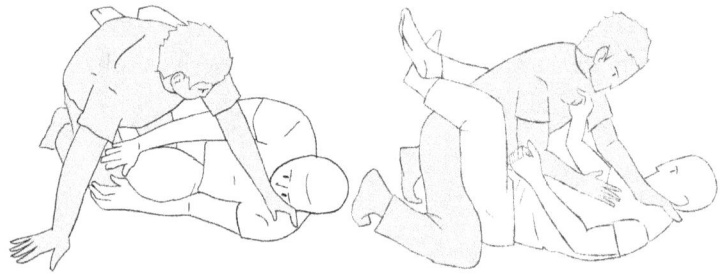

POSICIÓN DE GUARDIA

Cuando terminas en la parte inferior de una pelea en el suelo, lo mejor que puedes hacer es poner a tu oponente en la posición de guardia. Cruza tus piernas alrededor de su cintura y usa tus caderas para controlar su distancia.

En la mayoría de los casos, querrás tirar de él con fuerza para evitar que te golpee. Acercarlo también te permite atacar.

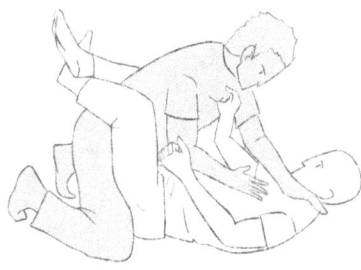

GUILLOTINA

La guillotina es una excelente manera de sacar a tu oponente de la posición de guardia.

Envuelve tu brazo alrededor de la parte posterior del cuello de tu oponente y debajo de la parte delantera. Su cabeza debe estar al lado de tu torso.

Tu palma debe estar frente a tu pecho, de modo que la parte superior de tu muñeca presione su garganta justo debajo de la nuez de Adán. Usa tu otra mano para coger tu primera mano.

Empújalo con tus piernas mientras tiras de su cuello hacia tu barbilla.

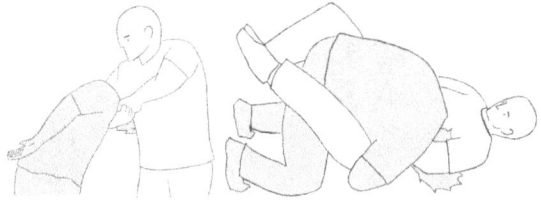

Escapar de la guillotina

Para escapar de la guillotina, actúa rápidamente antes de que tu oponente cruce los tobillos y te empuje hacia adentro. Ataca su ingle y sus ojos.

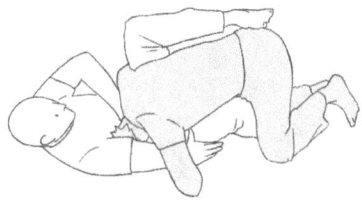

Si atacar sus ojos y su ingle no funciona, coloca tus manos sobre sus muslos para evitar que ruede sobre ti mientras escapa.

Rueda hacia adelante sobre tu hombro en el lado en el que está tu cabeza.

Rueda hacia atrás hacia él para liberar su cabeza, luego adopta la montura completa o lateral.

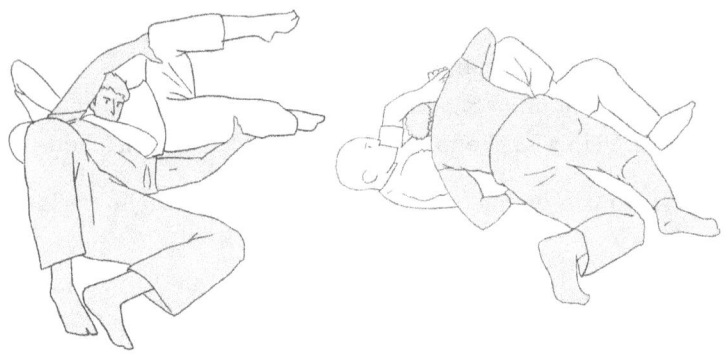

GUARDIA DEL TRIÁNGULO DEL BRAZO DESDE LA GUARDIA

La técnica que usa para aplicar el estrangulamiento de triángulo de brazo desde la posición de guardia es casi la misma que usas para aplicarlo desde una montura.

Para más fuerza de palanca, agarra la parte posterior de la cabeza con el brazo que no estrangula y luego agarra el bíceps de ese brazo.

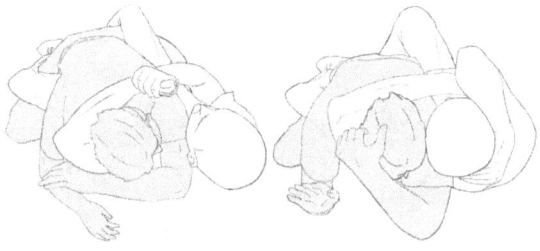

Capítulos Relacionados

- Posición de Guardia

BARRA DE BRAZO RECTA DESDE LA GUARDIA

Adaptar la barra del brazo recto de la guardia es una buena alternativa al estrangulamiento. Captura el brazo de tu oponente para evitar que te golpee.

Suelta las piernas y gira para capturar el brazo objetivo entre tus piernas. Puedes usar tu mano en su pierna para ayudarte a girar.

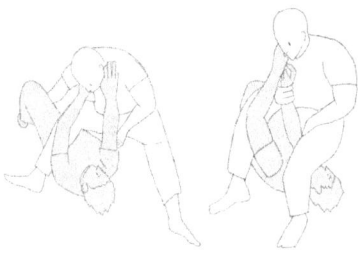

Extiende tu cuerpo para aplicar la barra del brazo.

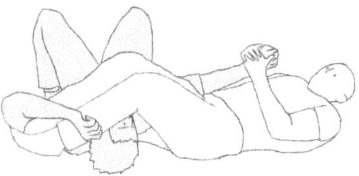

KAMURA DESDE LA GUARDIA

El kamura es un bloqueo de muñeca.

Agarra la muñeca de tu oponente con tu mano más cercana, es decir, si estás tratando de alcanzar su muñeca izquierda, usa tu mano derecha. Mantén tu pulgar junto a tus dedos. Coloca el pie opuesto en el suelo para mantener el equilibrio, luego estírate por encima de su hombro y pasa tu brazo por debajo de su codo para agarrar tu propia muñeca.

Recuéstate mientras mantienes su codo apretado contra tu cuerpo. Vuelve a cruzar tus tobillos y gira su muñeca hacia él mientras aplicas presión en su brazo.

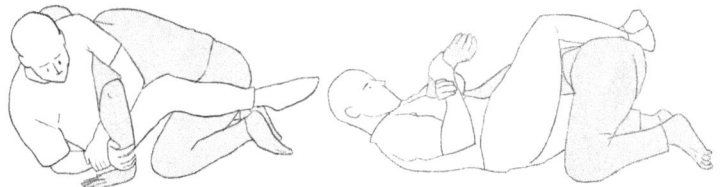

PARA ESCAPAR DE LA GUARDIA

El primer paso para escapar de la guardia de tu oponente es golpearlo. Algunos golpes sólidos pueden ser todo lo que necesites.

Si no ha cruzado las piernas, muévete sobre ellas para montar.

Un luchador de tierra experimentado cruzará las piernas y tirará de ti. En ese caso, entrelaza tus brazos con los de él y luego siéntate. Empuja su torso para crear distancia.

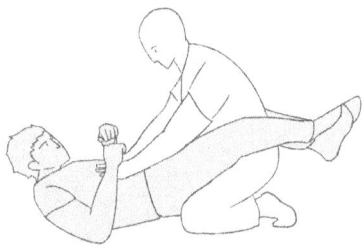

Usa tus brazos rígidos como apoyo y ataca su ingle con la rodilla hasta que descruce sus piernas. Ponte de pie o pasa por encima de sus piernas hacia el montaje.

Golpear la parte posterior de su cabeza contra el suelo también funcionará, pero es un último recurso. Esto dejará inconsciente a la mayoría de las personas, pero puede causar daño cerebral o la muerte.

Pase de guardia de apilamiento

Cuando atacar la ingle no sea una opción, usa el pase de guardia de apilamiento.

Entrelaza tus brazos con los de tu oponente y luego siéntate. Empuja su torso para crear distancia.

Golpéalo para "aflojarlo" un poco para que puedas enganchar sus rodillas con tus codos. Sumerge un hombro debajo de su rodilla y agarra su hombro con esa mano. Tu otra mano debe sostener su muslo.

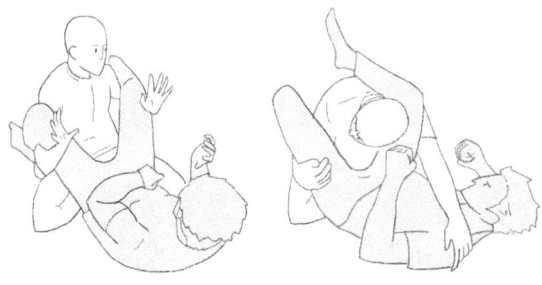

Empuja hacia delante con los pies para "apilarlo". Mantén una base amplia para mantener el equilibrio y gira la cabeza en caso de que intente golpearte. "Camina" hacia un lado, manteniendo tu base ancha. Levanta tu cabeza para rodear su pierna.

Deja caer tu pecho sobre él para adoptar el montaje lateral.

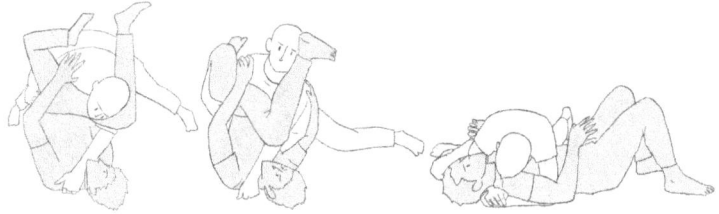

Capítulos Relacionados

- Montaje Lateral

MONTAJE LATERAL

Cuando tienes a tu oponente en montaje lateral, este está de espaldas y tú estás acostado perpendicularmente encima de él.

Pasa un brazo (el más cercano a su cuello) debajo de su cuello y el otro brazo debajo de su brazo, para que puedas juntar tus manos. Sujétalo con fuerza, con la rodilla apoyada contra su cabeza.

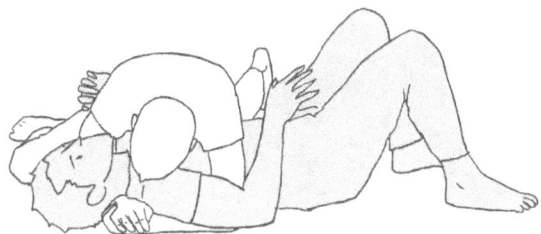

MONTAJE LATERAL A MONTAJE COMPLETO

En una pelea terrestre, querrás llegar a un montaje trasero. Para hacer esto desde un montaje lateral, primero debes conseguir un montaje completo.

Coloca tu rodilla sobre los muslos o la parte inferior del abdomen de tu oponente. Usa tu brazo para empujar sus piernas hacia abajo si es necesario.

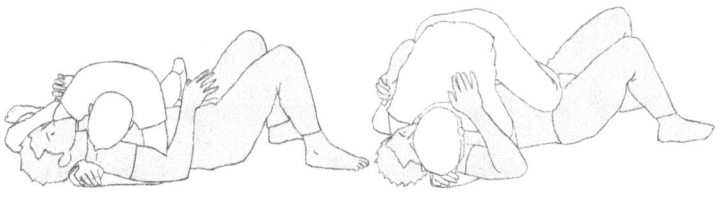

Desliza tus rodillas lo más cerca posible de su axila. Coloca tu pie en el suelo para adoptar el montaje completo.

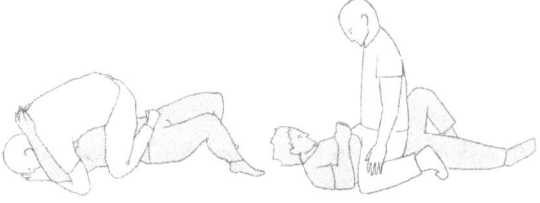

Desde el montaje completo, puedes rodarlo hacia un montaje trasero como se describe en la sección de montaje completo.

Capítulos Relacionados

- Montaje Completo

KIMURA DESDE EL MONTAJE LATERAL

Puedes aplicar el bloqueo del brazo kimura desde el soporte lateral.

Suponiendo que tu mano izquierda está más cerca de sus piernas, coloca tu mano izquierda detrás y contra su cadera izquierda. Esto es para evitar que mueva las caderas.

Mueve tu brazo derecho debajo de su brazo derecho y usa tu cabeza para sujetar su brazo inferior derecho contra su cuerpo. La mayor parte de tu peso debe estar sobre su pecho.

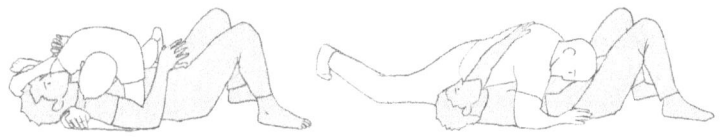

Levanta tu mano izquierda para agarrar su muñeca derecha, luego pasa tu mano derecha debajo de su codo para agarrar tu muñeca izquierda. Una vez que tus manos estén en posición, coloca ambos codos en el piso.

Mueve tu peso hacia delante y pasa por encima de su cabeza con tu pie derecho. Mantén su brazo apretado firmemente contra tu cuerpo. Usa tu mano izquierda para alejar su brazo de ti, "rozando" su mano por el suelo.

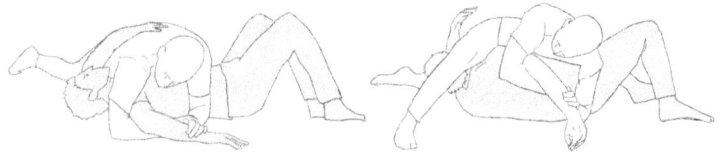

BARRA DE BRAZO DE MONTAJE LATERAL

Otra técnica de sumisión del brazo que puedes hacer desde el soporte lateral es la barra del brazo del montaje lateral.

Pon tu rodilla en el torso o cuello de tu oponente para sujetarlo. Extiende la otra pierna para mantener el equilibrio.

Captura su brazo envolviéndolo con tu brazo alrededor de su codo. Este es el brazo o mano envolvente.

Coloca tu mano no envolvente sobre su hombro. Agarra la muñeca de tu brazo no envolvente con tu mano envolvente. Arquea la espalda para aplicar presión en su brazo.

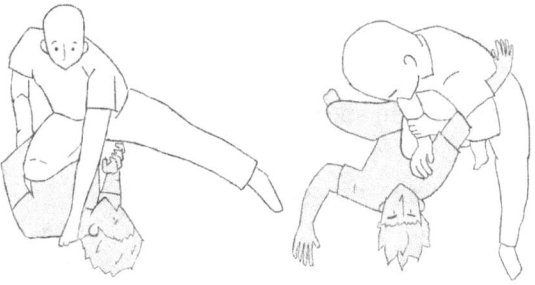

ESCAPE DEL MONTAJE LATERAL

Cuando el control lateral esté suelto, usa un agarre en la ingle o una gubia en los ojos.

Desde un control lateral apretado, tu objetivo es meter tus brazos dentro de su guardia. Levanta tus pies del suelo y prepara tus brazos para balancearte.

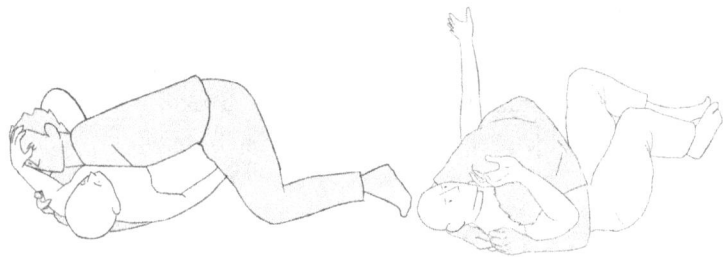

Haz lo siguiente simultáneamente:

- Planta tus pies lo más cerca posible de él.
- Gira tus brazos en un círculo amplio para "cortar" sus brazos debajo de su axila y en la curva de su codo.
- Mueve tu cadera hacia su cabeza.

Él podría darse la vuelta, pero no es probable.

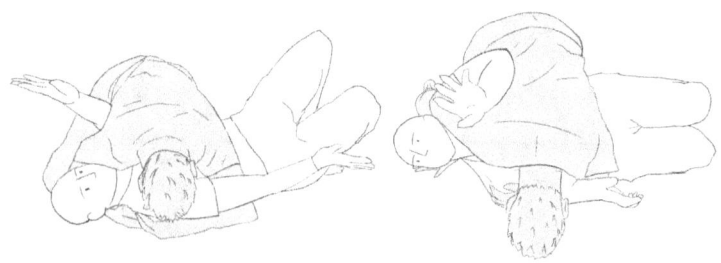

Coloca tus manos entre las de él a través de los espacios que creaste con tu movimiento "girar y mover". Él se recostará, pero ahora tus manos estarán entre las suyas.

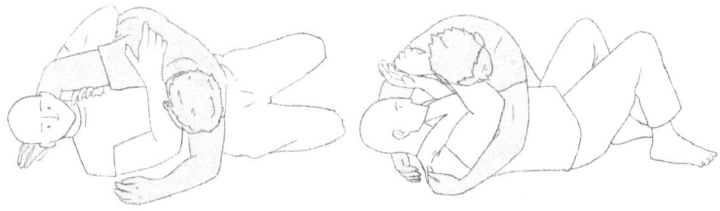

Empújalo para crear algo de espacio. Coloca tus pies en el suelo y mueve la cadera hacia fuera para ponerte frente a él. Vuelve a meter la rodilla y adopta la posición de guardia.

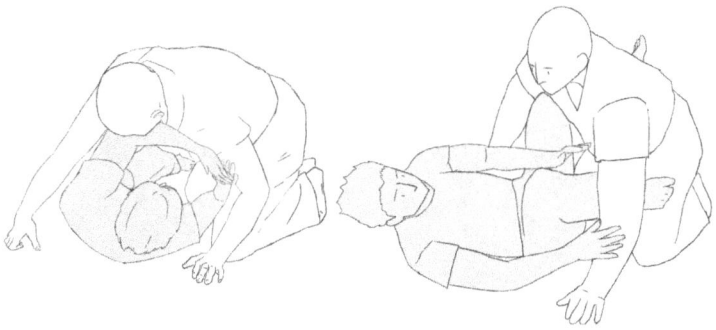

Capítulos Relacionados

- Posición de Guardia

ESCAPE DEL BLOQUEO DE LA CABEZA

Las personas que no saben cómo pelear en el suelo a menudo aplican la llave de cabeza común. Para escapar de él, gira de lado para enfrentar a tu oponente. Coloca tu brazo superior debajo de la mandíbula y sostén tu muñeca con la otra mano para formar un marco.

Gira para que estés de rodillas a la espalda de tu oponente.

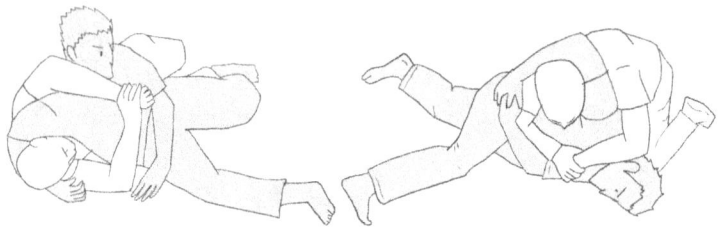

Párate sobre él y aplica presión con tu cuerpo hasta que se suelte.

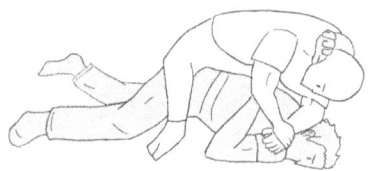

BLOQUEOS DE TOBILLO

Aunque tu objetivo no debería ser aplicar bloqueos de tobillo, es bueno saber cómo hacerlo, en caso de que se presente una oportunidad.

GANCHO DE TALÓN

Ten cuidado al usar el gancho de talón en el entrenamiento. El daño a menudo se produce antes de que se sienta.

Coloca ambas piernas alrededor de uno de los de tu oponente, luego coloca su empeine contra tus costillas y engancha su talón en tu muñeca. Inmoviliza la parte superior de su pierna y sus caderas con tus piernas. Gira la parte superior de tu cuerpo para rotar la parte inferior de su pierna. O su meñique o su dedo gordo estarán arriba.

También puedes hacer esto cuando está boca abajo.

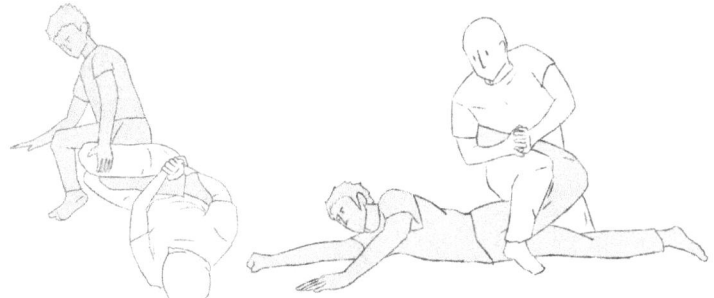

BLOQUEO DE TOBILLO RECTO

Para aplicar el bloqueo de tobillo recto, coloca ambas piernas alrededor de una de las de tu oponente. Su pie estará debajo de tu axila. Suponiendo que su pie esté debajo de tu axila izquierda, envuelve tu brazo izquierdo debajo de su talón. Coloca tu mano derecha sobre su espinilla y agarra la muñeca de tu mano derecha con tu mano izquierda. Arquea la espalda para aplicar presión.

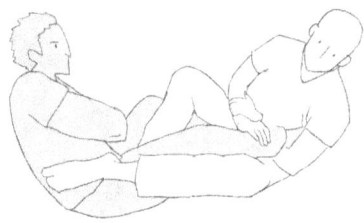

AGARRE DEL DEDO DEL PIE

El agarre del dedo del pie es un bloqueo de tobillo versátil que puedes hacer desde una variedad de posiciones.

Aquí solo se muestran dos variaciones (de muchas), pero la aplicación general es la misma para todas.

Agarra los dedos de los pies de tu oponente con una mano y usa tu otro brazo para envolverlo debajo de su tobillo. Usa tu mano envolvente para agarrar el antebrazo de la mano que sostiene el dedo del pie. Empuja sus dedos de los pies hacia él para aplicar presión.

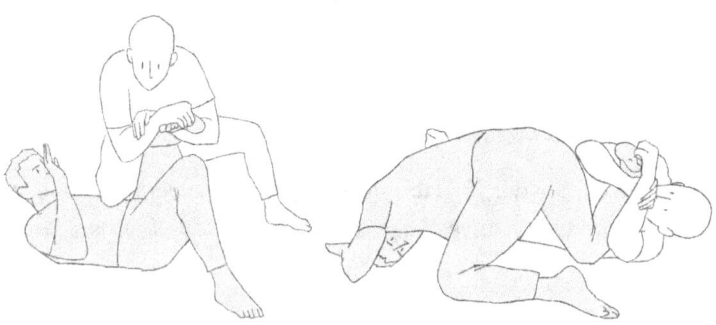

REFERENCIAS

AppOpus. (2012). *U.S. Army Field Manual FM 3-25.150 (21-150) COMBATIVES: Expanded Edition*. AppOpus.

Cheung, W. (1852). *Dynamic Chi Sao by William Cheung*. Unique Publications.

Filotto, G. (2011). *Systema : The Russian Martial System*. CreateSpace Independent Publishing Platform.

Gracie, C. (2003). *Cesar Gracie Brazilian Jiu-Jitsu & Gracie Jiu-Jitsu Grappling Instructional Series*. Ultimate Imports.

Indio, D. (2012). *Mixed Martial Arts Fighting Techniques: Apply Modern Training Methods Used by MMA Pros!*. Tuttle Publishing.

Jacques, M. (2009). *The Grappler's Handbook Gi and No-Gi Techniques*. Black Belt Books.

Kemerly, T. Snyder, S. (2009) *Taekwondo Grappling Techniques: Hone Your Competitive Edge for Mixed Martial Arts*. Tuttle Publishing.

Lee, B. (2008). *Bruce Lee's Fighting Method*. Black Belt Communications.

Lee, B. (2011). *Tao of Jeet Kune Do: Expanded Edition*. Black Belt Communications.

Lung, Haha. Prowant, C. (2000). *Ninja Shadowhand - The Art Of Invisibility*. Citadel Press.

Mamiko, V. (2012). *Systema No Contact Combat*. Varangian Press.

Plyler, D. Seibert, C. (2009) *The Ultimate Mixed Martial Arts Training Guide: Techniques for Fitness, Self Defense, and Competition.* Krause Publications.

RECOMENDACIONES DEL AUTOR

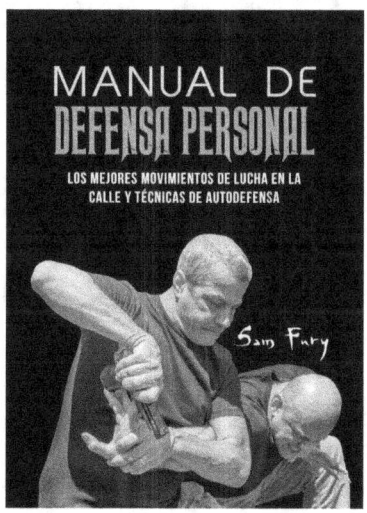

¡Aprende la defensa personal por ti mismo!

Este es el único manual de entrenamiento de autodefensa que necesitas, porque estos son los mejores movimientos de lucha callejera.

Consíguelo ahora.

www.SFNonFictionbooks.com/Foreign-Language-Books

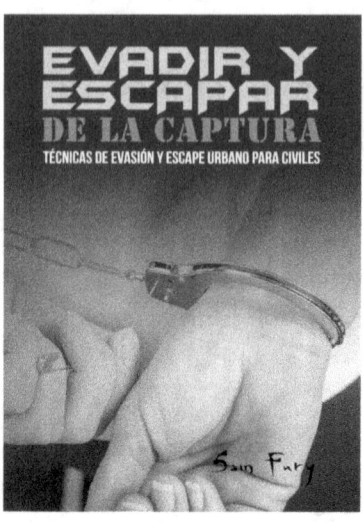

¡Aprende por ti mismo las tácticas de escape y evasión!

Descubre las habilidades que necesitas para evadir y escapar de la captura, porque nunca sabes cuándo te salvarán la vida.

Consíguelo ahora.

www.SFNonFictionbooks.com/Foreign-Language-Books

ACERCA DE SAM FURY

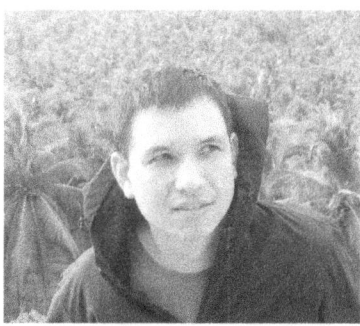

Sam Fury ha tenido una pasión por el entrenamiento de supervivencia, evasión, resistencia y escape (SERE) desde que era un niño creciendo en Australia.

Esto lo condujo a dedicar años de entrenamiento y experiencia profesional en temas relacionados, que incluyen artes marciales, entrenamiento militar, habilidades de supervivencia, deportes al aire libre y vida sostenible.

En estos días, Sam pasa su tiempo refinando las habilidades existentes, adquiriendo nuevas habilidades y compartiendo lo que aprende a través del sitio web Survival Fitness Plan.

www.SurvivalFitnessPlan.com

- amazon.com/author/samfury
- goodreads.com/SamFury
- facebook.com/AuthorSamFury
- instagram.com/AuthorSamFury
- youtube.com/SurvivalFitnessPlan

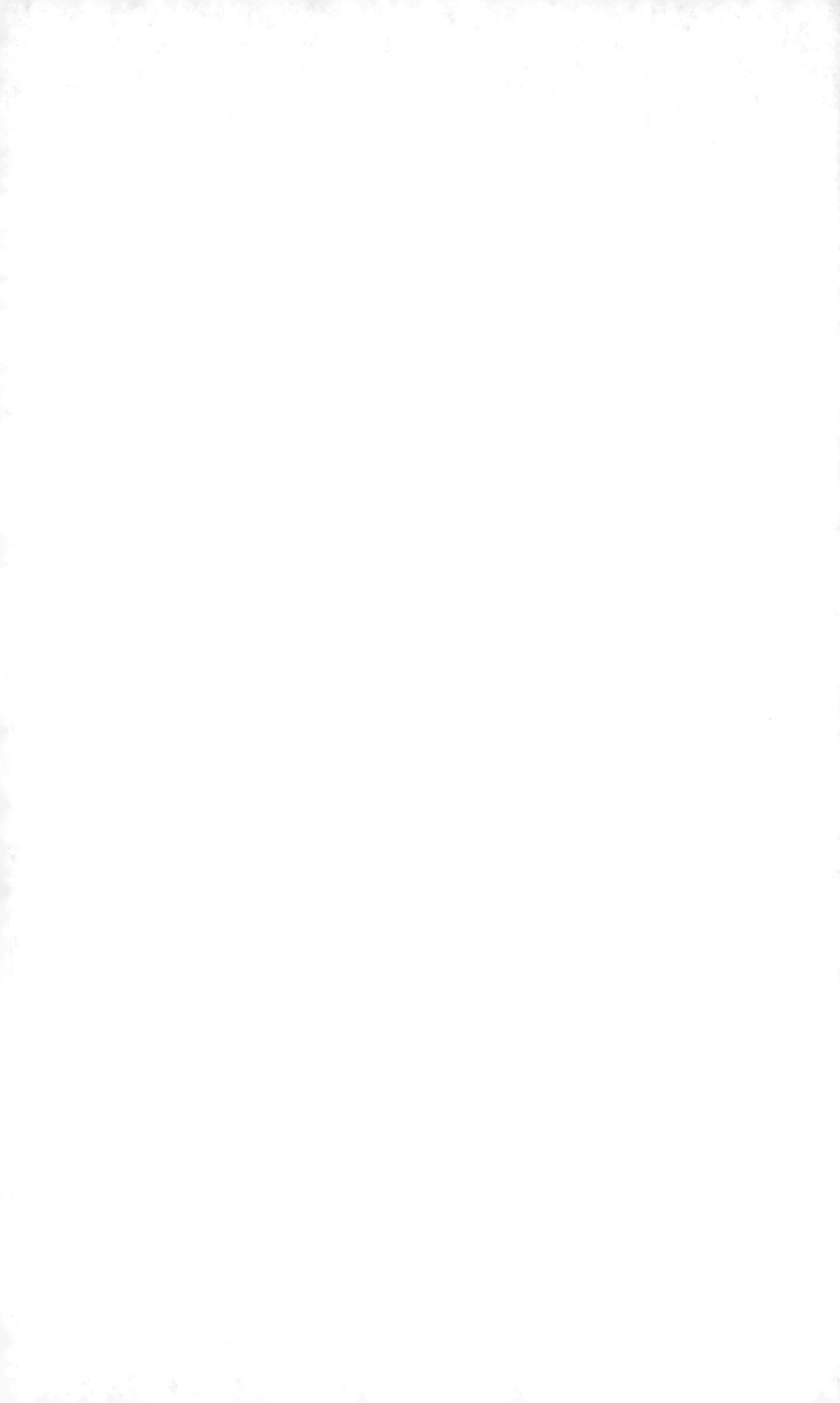

www.ingramcontent.com/pod-product-compliance
Lightning Source LLC
Chambersburg PA
CBHW071542080526
44588CB00011B/1761